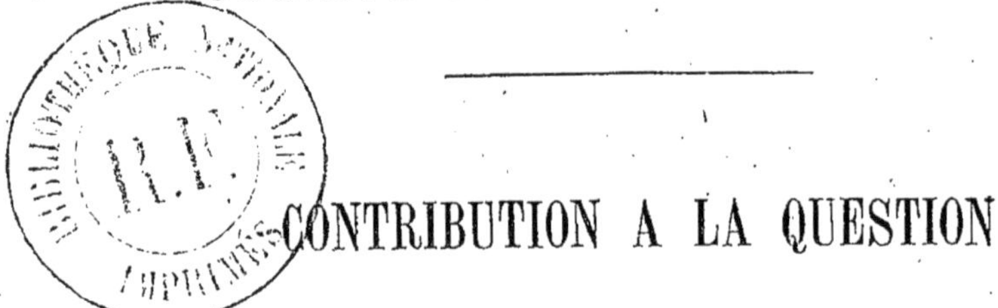

CONTRIBUTION A LA QUESTION

DE

L'INFECTION PURULENTE

PAR M. LE DR SURMAY

Ancien interne des Hôpitaux de Paris, Médecin et chirurgien
de l'Hôpital de Ham,
Membre correspondant de la Société de médecine de Paris, etc.

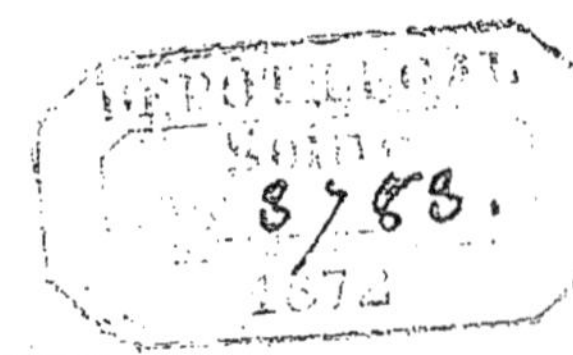

PARIS

TYPOGRAPHIE A. POUGIN

13, QUAI VOLTAIRE, 13

—

1872

CONTRIBUTION A LA QUESTION

DE

L'INFECTION PURULENTE [1]

Après la longue discussion dont l'infection purulente a été l'objet dans le sein de l'Académie de médecine et dont les derniers échos sont à peine éteints, il semble que tout ait été dit et qu'il n'y ait, pour le moment, plus rien à ajouter. Du moins est-il certain qu'en reprenant actuellement la question devant le public, on a peu de chance d'être entendu. Aussi m'étais-je préparé à intervenir en temps opportun et, si j'arrive si tard, des circonstances que je regrette en sont la cause.

Mais il est arrivé que la doctrine à laquelle le talent et l'autorité de M. le professeur Chauffard ont donné un rang si considérable offre une extrème analogie avec celle que j'ai conçue et exposée pour la première fois en 1851, dans un mémoire pour les prix de l'internat, que j'ai proposée dans ma thèse inaugurale en 1853, et que j'ai rappelée, en 1858, à l'occasion de la discussion académique sur la fièvre puerpérale. (*Union médicale*, Note sur la fièvre puerpérale, page 194, 1858.)

Il est naturel qu'un tel événement me touche, et si, comme j'en

---

(1) Ce mémoire, envoyé par le docteur Surmay à l'appui de sa candidature au titre de membre correspondant, fut renvoyé au Comité de publication, qui en vota l'insertion dans les Bulletins de la Société.

ai le ferme espoir, cette doctrine ou, si l'on veut, l'ordre d'idées auquel elle se rattache doit triompher un jour, on ne saurait trouver mauvais que je revendique, même à présent, la part qui m'en revient. Cette part, je suis loin de me l'exagérer, et je ne viens pas me poser en face de M. Chauffard. Je marche modestement à côté de lui, et je saisis l'occasion qui se présente de reproduire ma pensée et de l'abriter désormais sous l'autorité de la sienne.

Toutefois, ce seul motif, tout respectable qu'il me paraisse, n'aurait peut-être pas suffi pour me déterminer à rompre le silence; mais j'ai pensé aussi que l'importance de la question impose à chacun le devoir de faire connaître non-seulement les aperçus, mais surtout les faits qui peuvent concourir à la solution qu'on en recherche, et ce dernier motif a emporté ma résolution.

Je vais donc, après avoir mis en parallèle la doctrine de M. Chauffard et la mienne dans ce qu'elles ont d'essentiel, apporter à leur appui commun quelques faits qui, dans l'état actuel de la science, me paraissent être simplement expliqués par elles, et qu'il me semble difficile de faire rentrer dans les autres théories autrement que par un abus de l'hypothèse.

Si je l'ai bien comprise, la doctrine de M. Chauffard peut se résumer ainsi qu'il suit dans sa plus simple expression :

Le travail de réparation qui se fait dans une plaie n'est pas un acte purement local. Au contraire, tout l'organisme vivant y concourt; c'est une action plastique générale dont l'aboutissant est la réparation de la partie lésée. La suppuration, qui est un élément presque constant de ce travail, résulte également de l'action générale de l'organisme.

Quand rien ne vient contrarier cette action, elle se manifeste simplement par la réparation progressive de la lésion, et il peut sembler que l'économie générale y soit étrangère, ou bien la part que l'économie prend au travail réparateur se traduit par des phénomènes généraux bien connus, affectant la forme inflammatoire et groupés sous la dénomination de fièvre traumatique. C'est ce que M. Chauffard appelle la *fièvre traumatique commune.*

Si, au contraire, des causes diverses viennent à faire dévier de son allure et de ses tendances normales cet effort de l'organisme, il peut arriver que la suppuration, au lieu de se concentrer dans la partie lésée qui en a été le point de départ, se généralise et se multiplie en divers organes, et qu'enfin la vie succombe à cet effort excessif et désordonné. C'est l'infection purulente.

Ainsi, l'infection purulente ne serait autre chose qu'une forme irrégulière et grave de la fièvre traumatique. A cela il faut ajouter que, dans un deuxième discours en réponse à M. le professeur Gosselin, M. Chauffard a admis l'existence des affections purulentes spontanées.

Voici, maintenant, le résumé de ce que j'écrivais dans ma thèse en 1853 :

Les symptômes regardés comme propres à l'infection purulente sont précédés de ceux qui caractérisent l'état inflammatoire général et qui constituent la fièvre inflammatoire simple ou accompagnant une phlegmasie locale, la fièvre inflammatoire traumatique, la fièvre inflammatoire puerpérale.

Ces mêmes symptômes, regardés comme propres à l'infection purulente (frissons, altération des traits, dépression des forces, etc.), sont ceux qui accompagnent la suppuration abondante qui termine une inflammation aiguë et considérable. Exemple : la période de suppuration dans le phlegmon diffus, dans la pneumonie, etc.

A l'autopsie des individus morts d'infection purulente, on trouve dans le sang et dans les solides les lésions caractéristiques de l'inflammation.

Ces faits fondamentaux étant bien établis, je formule ma théorie dans les propositions suivantes :

Il y a un état inflammatoire général. C'est une affection générale aiguë, une disposition inflammatoire, comme disait J. Hunter.

Cet état peut être primitif, essentiel, et constituer à lui seul toute la maladie : c'est *la fièvre inflammatoire*.

Il peut être consécutif à une phlegmasie locale.

Il peut avoir été déterminé par une blessure (ce mot doit être pris dans son sens le plus étendu) : c'est *la fièvre traumatique*.

Enfin, il suit l'accouchement : c'est *la fièvre puerpérale*.

Quelle qu'en soit l'origine, ou bien l'état inflammatoire ne se révèle que par des symptômes généraux, n'occasionne aucune inflammation locale, ou bien il engendre des phlegmasies plus ou moins étendues, plus ou moins considérables, plus ou moins nombreuses. En voici un exemple : Je soignai, il y a quelques années, un homme d'environ 40 ans, d'une bonne constitution, qui eut d'abord une amygdalite; dans la convalescence de cette inflammation survint un érysipèle de la face, et le malade était à peine convalescent de son érysipèle, qu'il fut pris d'un rhumatisme articulaire aigu qui se compliqua d'endopéricardite et de double pleurésie.

Cet état inflammatoire simple ou ayant produit des phlegmasies plus ou moins importantes ne dépasse pas la disposition plastique et se termine par résolution, comme cela est arrivé dans le fait précédent, ou bien il passe à la disposition suppurative. Alors arrivent ces suppurations abondantes ou multiples dont on a fait une maladie distincte et spéciale sous le nom de *fièvre purulente, diathèse purulente, infection purulente*, etc., quand elles suivent les blessures ou les opérations chirurgicales, et une autre maladie non moins spéciale, sous le nom de *fièvre puerpérale*, quand elles se produisent à la suite des couches.

Cette terminaison par la disposition ou action suppurative générale peut être le résultat direct de l'évolution spontanée de l'action inflammatoire générale : c'est ainsi que j'ai vu, en 1851, à la Pitié, un rhumatisme articulaire aigu se terminer par la suppuration de toutes les articulations et la mort. Elle peut avoir été déterminée par des influences diverses, soit engendrées dans l'individu, soit extérieures, épidémiques, infectieuses, etc.

L'infection purulente n'est donc qu'un mode de l'état inflammatoire spontané ou fièvre inflammatoire, de l'état inflammatoire traumatique ou fièvre traumatique, de l'état inflammatoire puerpéral ou fièvre puerpérale. L'infection purulente n'est donc pas une maladie proprement dite, mais l'un des modes d'une maladie qui est l'état inflammatoire.

Après ce double exposé, ne voit-on pas que si les idées de M. Chauffard et les miennes ne sont pas absolument identiques, elles sont, du moins, extrêmement analogues. Pour M. Chauffard, le fond de la fièvre traumatique et de la fièvre purulente, c'est la suractivité plastique de l'organisme, et pour moi c'est l'état ou l'action inflammatoire. Il me semble que ces dénominations couvrent sensiblement la même chose.

Comme M. Chauffard et comme moi, M. Verneuil admet que la fièvre traumatique est une, qu'elle présente le plus souvent, au début, les caractères de l'inflammation, et que l'infection purulente n'en est qu'un mode. Mais, tandis que pour nous la fièvre traumatique dérive d'un acte normal et sain ou d'une action d'origine commune, elle a nécessairement pour cause, selon M. Verneuil, l'introduction dans l'économie d'un poison spécifique, et devient ainsi une maladie spécifique. Nous serions d'accord si l'existence de ce poison, son introduction dans le sang et ses effets sur l'organisme étaient démontrés ; mais ils ne le sont pas. Jusqu'à ce que cette démonstration soit faite, il n'y aura là qu'une simple hypothèse, et ce différend entre savants offrira cette singularité que ceux qui se piquent d'être positifs et accusent les autres de ne l'être pas se montreront les plus aventureux dans l'interprétation des faits. Ce n'est pas, en effet, s'égarer hors des voies de la saine observation que de croire à l'existence de l'infection purulente en dehors de tout traumatisme et de tout empoisonnement, quand la maladie existe, que le traumatisme n'existe pas, et qu'il n'y a aucune preuve de l'empoisonnement. Je crois donc que, sous l'influence des causes communes et sans avoir été provoqué par une blessure quelconque, un état inflammatoire peut naître, une action générale inflammatoire peut s'établir et devenir suppurative et mortelle.

Tessier croyait aussi à l'infection purulente spontanée, qu'il appelait fièvre purulente ; mais cette doctrine et la mienne n'ont de commun que cette spontanéité de la maladie, qu'elles admettent toutes deux ; pour le reste, elles sont radicalement opposées. Tessier, en effet, définit ainsi la diathèse purulente : « J'entends par diathèse purulente une modification de l'organisme caractérisée par la tendance à la production du pus dans les solides et dans les liquides coagulables de l'économie (*Expérience*, 1838). » Ainsi, le pus n'est pas seulement un produit de l'inflammation, c'est le résultat d'une transformation immédiate que le sang subit dans les vaisseaux ou en dehors de ces conduits, sous l'influence d'une modification spéciale de l'organisme. Pour preuve de cette transformation du sang en pus, Tessier donne la présence du pus dans le centre des caillots sanguins et même des caillots fibrineux qu'on a trouvés jusque dans le cœur (Velpeau, Costallat, Tessier), et, dans ma thèse, je réfute cette preuve de la manière suivante : « Un vaisseau s'enflamme en un endroit ; il en résulte la formation d'un caillot et la sécrétion de la lymphe dans laquelle devront se former les globules purulents. Le pus s'élabore ; il se trouve emprisonné dans le caillot. L'inflammation cesse, le caillot devient fibrineux, et voilà le pus au milieu d'un caillot fibrineux adhérent ou non à la membrane interne. Le caillot sanguin, premier résultat de l'inflammation et au centre duquel se forme le pus, peut diminuer de volume, devenir très-petit, être entraîné dans le courant circulatoire, et enfin faire partie d'un autre caillot volumineux qui se formera dans le cœur ou ailleurs, sous l'influence d'une phlegmasie de l'endocarde ou non. » (*Thèse inaugurale*, 1853, page 36.)

Me sera-t-il permis de faire remarquer, en passant, que cela était écrit en 1851, six ans avant que les travaux de Virchow sur les obstructions de l'artère pulmonaire et la migration des caillots veineux fussent connus du corps médical français par l'analyse qu'en fit M. Lasègue? (*Archives de médecine*, 1857).

Je n'ai plus présents à l'esprit les exemples de fièvre purulente spontanée rapportés par Tessier, mais j'ai moi-même observé des faits analogues, et ce sont ceux-ci que je me suis proposé de rapporter ici.

Obs. I. — F..., soldat au 21° de ligne, âgé de 22 ans, entré à l'hôpital de Ham le 13 avril 1866, est arrivé il y a trois jours d'Arras, après avoir parcouru trois étapes par une température chaude et orageuse. Il était très-fatigué et est tombé malade le lendemain.

Il se plaint de céphalalgie, d'inappétence, de frissons avec tremblement, se renouvelant plusieurs fois dans les vingt-quatre heures.

Le faciès est abattu comme dans la fièvre typhoïde, la peau est chaude, le pouls à 100, presque imperceptible aux deux radiales, les battements du cœur purs, mais paraissant éloignés; pas de matité précordiale. Respiration normale partout, mais fréquente; pas de point de côté, pas de toux. Langue blanche et molle, quelques envies de vomir; pas de douleurs abdominales, pas de saignement de nez. Prescription : ipéca, 3 grammes; limonade, bouillons.

14 avril. — Hier, les frissons sont venus, comme les jours précédents, vers 11 heures du matin, 3 heures de l'après-midi, 11 heures du soir et ce matin à 3 heures; ils ont été suivis de sueurs. A 9 heures du matin, l'état du malade est le même que la veille. Prescription : sulfate de quinine, 1 gramme.

15 avril. — Les accès sont revenus comme de coutume. Le coude gauche est gonflé et douloureux. Le pouls est toujours très-faible aux radiales, si bien que je suis obligé d'ausculter le cœur ou de toucher les artères temporales; les bruits du cœur sont toujours lointains; cependant la région précordiale est très-sonore; il n'y a aucun signe d'épanchement dans le péricarde. La respiration est toujours fréquente, sans râle ni matité. L'apparence typhoïde persiste toujours. Il n'y a point d'ictère, mais le teint est jaunâtre comme chez les malades atteints d'une suppuration abondante et aiguë. Prescription : sulfate de quinine, 1 gr. 50 en 10 paquets, à prendre d'heure en heure.

16. Mêmes frissons et même état. Sulfate de quinine, 2 grammes en dix paquets.

17. Même situation; gonflement douloureux de l'articulation du coude droit.

18. Aucune amélioration; la figure s'altère davantage; pas d'au-

tres symptômes locaux que le gonflement du coude. Sulfate de quinine, 2 grammes.

19. Ictère manifeste; la face se grippe, l'amaigrissement se prononce; le pouls est toujours le même, sans plus de fréquence. Sulfate de quinine, 2 grammes 50.

20. Même état et même prescription.

21. Il n'y a pas eu de frissons hier à 11 heures du soir, ni le matin avant la visite. Pulsations, 100. L'ictère est de plus en plus foncé et les traits de plus en plus altérés. Rougeur de la peau et tuméfaction des tissus qui enveloppent le coude gauche. En percutant la région du foie, je provoque une douleur vive au niveau de cet organe. Le malade me dit qu'il a tout le tronc endolori, comme courbaturé. Sulfate de quinine, 3 grammes.

22. Après la visite d'hier, frissons violents à 10 heures et demie du matin, puis à 3 heures, à 11 heures du soir. Ces accès ont été accompagnés de délire, de sueurs très-abondantes et de vomissements bilieux. Le délire a persisté; il y a 114 pulsations; la respiration est très-fréquente; râles sous-crépitants fins à la base de la poitrine du côté droit. L'amaigrissement est remarquable; l'ictère prend une teinte verdâtre. Sulfate de quinine, 3 grammes.

23. Le délire a continué, mais avec plus de calme, et le malade répond assez bien aux questions. La respiration est d'une grande fréquence; pouls, 144; urines et selles involontaires. Il est manifeste que la mort est prochaine; elle arrive, en effet, à 2 heures après midi.

Autopsie, 24 heures après la mort.

Du pus est répandu dans le tissu cellulaire sous-cutané, entre les muscles et entre les fibres des muscles qui entourent l'articulation du coude gauche; cette articulation elle-même est remplie de pus. Le coude droit n'en présente que dans la cavité articulaire. Toutes les autres jointures sont saines.

Le péritoine n'est pas altéré; la rate est molle et très-friable; les reins sont normaux.

L'intestin grêle, ouvert dans toute sa longueur, ne présente aucune lésion. Les plaques de Piyer offrent le piqueté grisâtre d'une barbe fraîchement rasée, sans épaississement.

Extérieurement, le foie a la couleur et le volume de l'état normal. Son tissu est sain; mais une incision profonde pratiquée sur le lobe droit ouvre, vers le centre, un abcès pouvant contenir une grosse noix, rempli de pus phlegmoneux pur et tapissé d'une membrane lisse. Il n'y en a pas d'autres dans le reste de cet organe.

1.

Accolée à cet abcès, se trouve une branche des veines sus-hépatiques qui va s'ouvrir à un pouce ou deux de là dans la veine cave. Ce rameau, dans une longueur de 3 centimètres environ, est rempli de pus, et, dans la même étendue, la paroi interne des vaisseaux est tapissée d'une fausse membrane assez épaisse, jaune et comme infiltrée de pus. Je n'ai pu m'assurer si cette fausse membrane fermait complétement la cavité veineuse en suppuration ; mais, en deçà comme au delà, le vaisseau ne contenait que du sang, qui ne présentait à l'œil aucune altération ; il en était de même de la veine cave.

Les poumons sont le siége d'un certain degré de congestion, plus accusée à droite qu'à gauche et en bas qu'en haut. Dans la plèvre pulmonaire, des deux côtés on voit plusieurs collections purulentes disséminées variant du volume d'un pois à celui d'un haricot. On en trouve plusieurs autres dans le tissu pulmonaire lui-même.

Le péricarde est sain et ne renferme aucun liquide. Les quatre cavités du cœur sont occupées par des caillots volumineux jaunes, solides, qui se prolongent dans les gros vaisseaux. Peut-être expliquerait-on, en partie, la faiblesse singulière du pouls par la formation de ces caillots pendant la vie.

J'ouvre plusieurs veines, entre autres la fémorale, et j'y trouve des caillots fibrineux plus ou moins gros, se prolongeant plus ou moins dans la cavité du vaisseau, et une certaine quantité de sérosité ; de telle sorte que le liquide sanguin se trouve séparé en deux parties, l'une solide et l'autre liquide, comme dans la palette après la saignée. — L'encéphale est sain.

En résumé, un jeune homme, à la suite d'une marche fatigante, est pris, entre autres sympômes, de frissons irréguliers qui vont en augmentant d'intensité jusqu'à la mort. Le cinquième jour paraît un gonflement du coude gauche ; le septième, le coude droit devient également douloureux ; le neuvième, apparition d'un ictère, qui s'accentüe de plus en plus les jours suivants ; le onzième, des signes de suppuration apparaissent dans les tissus qui enveloppent le coude gauche, la région hépatique est douloureuse ; le douzième, il y a des vomissements et du délire ; le treizième, la mort arrive. A l'autopsie, on trouve, d'une part, un abcès du foie et, dans son voisinage, une phlébite suppurée, enfin des abcès multiples comme dans l'infection purulente ; d'autre part, dans le cœur et les vaisseaux, le sang séparé en caillots fibrineux et sérosité, comme dans l'état inflammatoire.

Le malade, plusieurs fois interrogé sur ce point, m'avait toujours affirmé qu'il n'avait reçu aucun coup ni aucune blessure.

Voilà bien, si je ne m'abuse, une infection purulente survenue spontanément, sans avoir été provoquée par un traumatisme quel-conque. Ce cas me paraît comparable à celui des animaux surmenés qui succombent avec des suppurations disséminées.

Que, dans ce cas, la phlegmasie hépatique ait été la première lésion inflammatoire locale, ou qu'elle ait été précédée de quelque autre, cette première inflammation locale ne m'en paraît pas moins avoir été la première manifestation locale de l'action inflammatoire générale, dont je trouve la cause dans la grande fatigue supportée par le malade ; et cette action inflammatoire générale a été la commune cause de toutes les suppurations qui se sont répandues dans l'organisme.

On ne contestera pas l'absence du traumatisme ; M. le professeur Verneuil admet même qu'il n'est pas nécessaire à la production de l'infection purulente. On n'insistera même pas sur la possibilité de l'empoisonnement du sang par le pus au moyen de l'abcès intra-veineux, car on ne croit plus, comme autrefois, à l'extrême nocuité du mélange de ces deux liquides dans le courant circulatoire, nocuité qui, du reste, n'a jamais été prouvée. Mais on dira que le poison septique s'est formé dans l'un des foyers inflammatoires, qu'il a été absorbé, qu'il a ainsi imprégné l'organisme et qu'il en est résulté la mort avec les symptômes et les lésions propres à l'infection purulente.

Cette explication est une hypothèse ; l'explication par le simple état inflammatoire est aussi une hypothèse. La première est-elle plus simple, plus claire, et, si l'on peut dire, plus naturelle que l'autre ?

Dans l'une comme dans l'autre, le phénomène initial et indispensable est l'inflammation ; car le poison septique est un résultat de l'inflammation. Dans l'une comme dans l'autre, le phénomène ultime est la suppuration disséminée avec le sinistre cortége des symptômes de l'infection purulente. De plus, dans les deux cas, il faut faire intervenir des conditions particulières pour que l'inflammation, phénomène si commun, produise la suppuration généralisée, phénomène relativement si rare, soit directement, comme je le pense, soit par l'intermédiaire d'un poison spécifique comme le veulent les partisans de l'hypothèse que je combats. Il faut donc, selon cette dernière manière de voir, deux choses nouvelles pour amener l'infection purulente : d'abord, une modification spéciale de l'organisme, en vertu de laquelle l'inflammation donne naissance à un poison spécifique; puis une autre modification de l'organisme, par laquelle ce poison détermine et rend si grave la suppuration généralisée. Car je ne pense pas qu'on fasse consister la gravité extrême de l'infection purulente dans la formation embolique des suppurations multiples, qui, si elles étaient réellement emboliques, — ce qui est fort contestable, — ne seraient que des lésions locales dont les pareilles, bien plus étendues et occupant les mêmes organes, n'entraînent pas si rapidement et presque si fatalement la mort dans d'autres circonstances. Eh bien! ces modifications de l'organisme sont-elles autre chose que des états généraux de l'économie vivante, aussi inconnus dans leur nature et dans leur genèse intimes que le simple état inflammatoire? Pourquoi donc, par des hypothèses toutes gratuites, multiplier les inconnues d'un problème?

Que si l'on objecte que la formation du poison septique est un phénomène étranger à l'organisme, c'est-à-dire une opération chimique élaborée dans les produits de la vie, mais que la vie a abandonnés, je demanderai en quoi consiste cette opération chimique, quel est le corps auquel elle donne naissance, quelles sont les propriétés de ce corps, comment il pénètre dans l'économie vivante, à quel état on l'y retrouve et quels effets il y produit; et, si ces effets sont les phénomènes propres à l'infection purulente, il faudra encore démontrer que lui seul peut les déterminer et qu'ils n'existent jamais sans lui.

Invoquera-t-on la putridité et l'absorption de matières putrides? Mais que faut-il entendre par putridité? Ce n'est évidemment pas ici la fermentation putride. Qu'est-ce donc?

Personne ne met en doute la très-fâcheuse influence de l'atmosphère viciée par les agglomérations humaines et particulièrement par les grands rassemblements de malades; mais c'est être trop exclusif que d'y voir la seule cause de l'infection purulente. Je crains qu'on ne s'éloigne encore plus de la vérité en considérant cet état morbide comme une maladie spécifique d'origine miasmatique, comme l'est la fièvre paludéenne. Il est certain que l'infection purulente s'observe souvent dans des circonstances qui n'autorisent en aucune façon une telle supposition, et c'est le cas où se trouvait le malade qui est le sujet de cette discussion. Cet homme n'avait pas pris sa maladie à l'hôpital, qui d'ailleurs est sain et n'est jamais encombré; il l'y avait apportée, et il en avait été saisi dans une caserne spacieuse, qui ne renfermait et ne renferme habituellement qu'environ quatre-vingts hommes, distribués dans des chambres et des bâtiments séparés. D'ailleurs, M. A. Guérin n'admet l'absorption des miasmes du *typhus chirurgical* que par les plaies, et ici il n'y en avait pas. Enfin il faudrait encore fournir la preuve de l'existence de ces miasmes spécifiques. Cette preuve se trouve-t-elle dans l'efficacité du pansement par l'ouate, que M. Guérin applique avec un réel bonheur depuis quelque temps ? Je regrette d'être encore sur ce point en désaccord avec un maître que j'aime autant que je l'estime ; mais, tout en admettant entièrement l'excellence de ce mode de pansement, je ne puis accepter l'explication qu'en donne son auteur. Je ne puis y voir qu'une nouvelle et peut-être meilleure application du principe des pansements rares et de l'occlusion. Supposons, en effet, que l'ouate qui recouvre et enveloppe les plaies, agissant comme celle qui remplit les appareils de M. Pasteur, arrête au passage les germes et les poussières que tient en suspension l'air qui la traverse. Elle emmagasinera ces germes et ces poussières, elle sera comme un réservoir avec lequel seront en contact intime et constant les humeurs sécrétées par la plaie et où ces humeurs puiseront sans cesse les éléments qui doivent les corrompre. Peu importe que l'air se dépouille de ces germes avant d'arriver sur la plaie, si les humeurs de cette plaie sont envahies par eux, s'ils peuvent s'y multiplier et, de proche en proche, pénétrer dans l'organisme. Le bon effet de l'appareil ouaté, où M. Guérin voit la preuve de l'existence des germes morbides qu'il arrête, prouverait donc, au contraire, que ces germes n'existent pas ou que, du moins, ils n'ont pas les propriétés spécifiques qu'il leur prête.

L'intervention hypothétique d'un poison spécifique comme celle de la putridité ou de miasmes spécifiques, ne fait donc ici que doubler et reculer le problème, et elle en complique la solution au lieu de la simplifier. Jusqu'à ce que l'existence de ces poisons spécifiques soit incontestablement démontrée, il sera plus sage de la rejeter que de l'admettre, et l'on pourra, sans légèreté d'esprit, considérer les suppurations multiples de l'infection purulente comme étant, sous l'influence d'agents divers et jusqu'ici incomplétement déterminés, la conséquence de l'état inflammatoire général.

Quand on pense aux phénomènes généraux que suscite la plus simple suppuration aiguë, quand on se représente les symptômes si alarmants qui accompagnent une suppuration aiguë, rapide et abondante, un phlegmon diffus, par exemple, on doit voir qu'il s'agit là d'un effort qui coûte beaucoup à l'organisme, et l'on ne

doit pas s'étonner du caractère pernicieux qu'il revêt dans les cas
où il est assez intense pour produire presque simultanément des
abcès de formation rapide dans toutes les parties du corps.

Mais voici une deuxième observation qui me paraît corroborer les
réflexions que m'a suggérées la précédente.

Obs. II. — Pneumonie; inflammation multiple et suppuration;
mort. (Hôpital Saint-Antoine, service de M. N. Guéneau de Mussy,
1852.)

Homme de 62 ans; constitution sèche, bonne apparence; brun;
arrive à l'hôpital au huitième jour d'une pneumonie caractérisée par
du souffle tubaire et du râle crépitant dans la moitié inférieure du
côté droit de la poitrine, en arrière; crachats marmelade d'abricots;
pouls développé, énergique, 60; peau sèche, face bonne.

L'état général reste le même, et les phénomènes locaux vont en
s'amendant lentement jusqu'au quinzième jour, époque à laquelle
il existe encore du râle crépitant et de la respiration bronchique
caractérisée. Alors le malade se lève pour aller à la chaise, se re-
froidit, se sent plus mal; le lendemain, la fréquence et la force du
pouls ont augmenté, en même temps que les phénomènes locaux
ont repris leur première intensité. Dès lors ces signes persistent dans
cet état; la fréquence du pouls augmente chaque jour, et, le vingt-
deuxième jour de la maladie, l'état du patient est le suivant : la face
est amaigrie et altérée; la langue est sèche et râpeuse, la peau
sèche; le pouls 110, toujours fort et vibrant, dépressible cependant
depuis deux jours. Depuis la veille, douleurs vives dans les mem-
bres. La cornée de l'œil droit a perdu sa transparence; elle est rou-
geâtre et paraît ramollie et épaissie, indolore d'ailleurs. Le soir,
tuméfaction et endolorissement vif du genou droit, douleur dans le
poignet gauche; douleur à la pression sur les masses musculaires
de l'avant-bras gauche; rougeurs érythémateuses sur le poignet gauche, sur la face postérieure de l'avant-bras droit, près du coude;
souffle métallique et râles crépitants.

Le lendemain soir, 23e jour, l'autre cornée est affectée de la
même manière que la droite; le pouls est presque filiforme et in-
sensible; sueur abondante; respiration haletante; intelligence
saine.

Le 24e jour, mort dans la matinée.

Autopsie. — Hépatisation rouge du lobe inférieur du poumon
droit; un peu d'hépatisation dans le lobe inférieur du poumon gau-

che; pus dans le genou droit; caillots fibrineux décolorés, volumineux dans les cavités cardiaques et les gros vaisseaux; infiltra-
tion séreuse très-abondante, incolore, du tissu cellulaire sous-arach-
noïdien; arachnoïde et substance cérébrale normales.

Est-ce là un cas d'infection purulente? On n'y aurait assurément
pas vu autre chose si la fièvre puerpérale ou l'infection purulente
eussent alors régné dans l'hôpital, et il n'y en avait pas. Si ce
vieillard eût vécu quelques jours de plus, n'est-il pas extrêmement
probable qu'on eût trouvé du pus dans les articulations du poignet
gauche et des coudes, dans les masses musculaires des avant-bras
et même dans les poumons? Et pourtant, peut-on, sans abuser de
l'hypothèse, parler ici de poison septique, de putridité ou de typhus
chirurgical? Ne se tient-on pas plus près de la réalité des choses
en ne voyant dans ce fait qu'une inflammation généralisée, peut-
être sous l'influence d'un refroidissement survenu dans le cours
d'une pneumonie, et dont l'une des localisations secondaires est
arrivée à suppuration avant la phlegmasie initiale ?

C'est quelquefois avec une rapidité extrême que l'inflammation
se localise en plusieurs endroits et se termine par la suppuration.
A peine a-t-on eu le temps de voir se développer la fièvre traumatique que des signes de phlegmasie locale apparaissent. L'exemple le plus saisissant de ce que j'avance se trouve dans la suppuration multiple qui, en certains cas rares, foudroie des malades
qui n'ont subi qu'une tentative simple et tout à fait sans difficuté de
cathétérisme ou de lithotritie. J'ai vu mourir de cette façon un
malheureux homme dans le service de Velpeau. Mon illustre maître
avait fait une tentative peu prolongée seulement pour reconnaître
la position et le volume du calcul. Le malade fut pris dans la jour-
née d'un frisson violent, une fièvre intense suivit, de la tuméfaction
et de la douleur se montrèrent à deux ou trois articulations, et
en quelques jours le malade succomba. On trouva, à l'autopsie, du
pus dans les articulations.

L'esprit ne rencontrerait-il donc d'explication pour de tels faits
que dans la supposition d'une plaie uréthrale ou vésicale qui, in-
stantanément, aurait produit un principe toxique, et, par lui, em-
poisonné l'organisme? Il me semble que, pour admettre une pa-
reille chose, il faut y être contraint par l'évidence.

Tout le monde sait que le cathétérisme est quelquefois suivi
d'accès fébriles intermittents; faut-il aussi pour cela invoquer
l'intervention d'un poison spécifique? Est-ce l'absence ou la présence d'un tel élément qui fait qu'une simple piqûre d'épine

tantôt n'est qu'un accident presque inaperçu, tantôt est suivi de fièvre et d'une suppuration très-restreinte, tantôt se complique de phlegmon étendu, et tantôt, enfin, se termine par la mort avec ou sans infection purulente? Ne voit-on pas, tous les jours, les mêmes lésions primitives être suivies de réactions infiniment variées selon des dispositions individuelles ou selon des circonstances extérieures qu'il n'est pas toujours possible d'apprécier?

Je ne nie pas les résultats de l'expérimentation sur les animaux et qu'on ait pu produire sur eux des accidents analogues à ceux propres à l'infection purulente en faisant pénétrer dans la circulation certaines humeurs sécrétées par les plaies. Mais on avait fait de ces animaux des blessés et des opérés, et dès lors ils étaient exposés aux suites des blessures et des opérations. De plus, il est possible que l'introduction de certaines substances dans le sang soit une cause prédisposante, occasionnelle ou déterminante de l'infection purulente; mais il n'en faut pas faire une cause unique, indispensable. Admettons même que l'inoculation de ces substances aux animaux soit toujours suivie d'infection purulente, il resterait encore à prouver que l'infection purulente chez l'homme et chez les animaux n'a pas d'autre cause.

Le tubercule, en effet, paraît être inoculable; la morve est inoculable et contagieuse, et, pourtant, ni l'inoculation ni la contagion ne sont indispensables à l'élaboration de la tuberculose ou de la morve. Il est certain que ces maladies naissent aussi — et peut-être le plus souvent — sous l'influence des causes communes. Jusqu'à preuve du contraire, on peut donc dire que dans la genèse de l'infection purulente, comme dans celle de la tuberculose ou de la morve, la spontanéité a plus de part que la spécificité.

Il me semble qu'il serait bien difficile de trouver cette spécificité dans le fait suivant, que j'ai recueilli dans le service de M. Michon, dont j'étais alors l'interne :

OBS. III. — *Excision d'un polype utérin.* — *Infection*
purulente. — *Mort.*

Pitié, salle Saint-Jean, 15. Opérée le 16 juin, morte le 25 juin 1851.

Femme anémique par suite d'abondantes hémorrhagies ; teint légèrement jaunâtre ; assez d'embonpoint. Elle désire l'opération et la subit sans bien vive émotion. L'utérus est très-facilement abaissé, et d'un coup de ciseaux le polype est abattu.

Il ne s'écoule point de sang; aucune douleur. Le polype est gros comme une pomme d'un moyen volume et de nature fibreuse.

Les 16, 17 et 18, la malade se plaint de la *boule hystérique*. L'opération a été suivie d'une fièvre assez intense. Peau chaude; pouls 90. plein, ample, énergique. Cette fièvre persiste avec de très-bons caractères, et le 18 juin au soir, tout faisait espérer un succès complet.

Dans la nuit du 18 au 19, la malade est prise de quelques frissons fort légers, mais revenant fréquemment, et de douleurs vives dans le ventre.

Le 19 au matin, la face est altérée, le teint plus jaunâtre; le pouls est toujours plein et résistant. Le ventre est très-douloureux, un peu ballonné; pas de dévoiement. Il n'y a aucune espèce d'écoulement. — 20 sangsues sur l'hypogastre.

20. Même état qu'hier. Ventre moins douloureux. Le pouls n'a pas changé; face plus altérée.

21. Dans l'après-midi, étouffement considérable; altération profonde de la face; teint jaune plus marqué; pouls toujours le même.

22. Matité dans la partie inférieure et postérieure du côté droit de la poitrine; absence du bruit respiratoire en cet endroit; sonorité un peu obscure à gauche et en bas. Pouls un peu moins développé, mais encore fort, 90.

Les jours suivants, les symptômes précédents s'aggravent, la dyspnée devient exrême; les joues se creusent; la teinte jaune devient ictérique et se remarque jusque sur les conjonctives.

La malade meurt en pleine connaissance, le 25 juin, à midi.

Autopsie, le 26, après midi. — La teinte ictérique a disparu; embonpoint notable; la putréfaction n'est pas encore sensible.

La cavité de la plèvre droite est pleine de pus; les deux feuillets pleuraux présentent des fragments de fausses membranes et du pus concret; le tissu pulmonaire est parfaitement sain; il n'y a qu'un peu de congestion hypostatique. La cavité pleurale gauche est à moitié pleine d'un liquide séro-purulent; le poumon est congestionné, mais bien crépitant. En incisant le tissu pulmonaire en plusieurs endroits, je vois sourdre de toutes petites gouttelettes de pus parfaitement reconnaissables. Dans presque tous les vaisseaux pulmonaires que j'ouvre, je trouve des caillots tout à fait ou presque entièrement fibrineux et blancs, sans adhérence aux parois vasculaires, sans la plus petite altération de ces parois ou du tissu cellulaire environnant. Le cœur et les gros vaisseaux renferment de caillots moitié sanguins, moitié fibrineux, de consistance mé- diocre.

Péritonite péri-hépatique suppurée ; substance du foie saine ; péritoine intestinal sain; quelques petits grumeaux de pus se trouvent sur le péritoine péri-utérin, sans autre trace d'inflammation.

L'appareil génital offre l'aspect suivant : le tissu de l'utérus est net et blanc ; la matrice est seulement un peu plus grosse qu'à l'état normal. Sur la face antérieure de la lèvre postérieure du col, je remarque une surface très-légèrement excavée, comme une excoriation superficielle, large d'un centimètre environ : c'est l'endroit où le polype était attaché ; aucun vaisseau ne s'y remarque. Les incisions que j'y fais ne m'en montrent pas plus, et il n'y a pas la moindre altération du tissu utérin.

Au fond de l'utérus, se trouve un petit mamelon gros comme une aveline, de même tissu que le polype enlevé. Les ovaires sont sains ; tout à côté de chacun d'eux, le ligament large renferme une collection de pus louable. L'un de ces abcès pourrait contenir une noix ; l'autre est d'une capacité double; il n'y a pas autour de ces abcès la moindre injection, et je détache avec une extrême facilité une membrane assez épaisse qui tapisse le foyer. Ces foyers n'ont pas la plus petite issue. Les veines ovariques leur sont presque accolées. J'ouvre ces veines, et je les suis d'une part dans les parois utérines, de l'autre vers la veine rénale et la veine cave inférieure; pas la moindre altération ; elles ne contiennent que fort peu de sang liquide. Les veines caves, les veines et les artères rénales, celles du bassin sont dans le même état.

Les veines et les artères iliaques et fémorales sont saines ; elles renferment soit du sang liquide, soit des caillots moitié sanguins, moitié fibrineux, de consistance médiocre. J'ai examiné les caillots et le sang que j'ai recueillis ; je n'y ai rien vu qui rappelât le pus.

L'encéphale, la rate, les reins sont sains.

Je ferai remarquer qu'il n'y avait dans ce cas aucune trace de suppuration ni même d'inflammation simple dans la petite plaie superficielle du col utérin. On pourra néanmoins affirmer que la sepsine a été sécrétée ou élaborée et absorbée dans cette plaie, et que c'est à elle qu'il faut attribuer les abcès des ligaments larges et les autres suppurations; on pourra aussi trouver place pour le typhus chirurgical. Quant à moi, je ne puis ici voir autre chose qu'une réaction inflammatoire terminée par suppuration multiple, et j'avoue que la raison particulière m'en échappe. Je ne puis voir dans ces phénomènes plus de spécificité qu'il n'y en a dans la terminaison par suppuration du rhumatisme articulaire aigu ou dans la suppuration d'une pneumonie.

Est-ce à dire qu'il n'y a ni septicémie, ni pyohémie, ni miasmes nosocomiaux? Loin de là, toutes ces choses existent ; elles sont au nombre des conditions particulières qui causent ou modifient l'état inflammatoire, la fièvre traumatique et la fièvre puerpérale ; mais il n'y a aucune de ces conditions qui soit l'unique et indispensable agent de ces états morbides.

Je pense que ces agents sont multiples et divers, et que la science, dont le monopole exclusif n'appartient à aucune école, doit les rechercher par l'observation et l'expérience, les éloigner par une saine hygiène et les combattre par une thérapeutique ingénieuse et féconde.

3254. Paris. Typographie A. POUGIN, quai Voltaire, 13.